Sarah Delayre

Qualité de Vie liée à la Santé des Sages-Femmes salariés

Sarah Delayre

Qualité de Vie liée à la Santé des Sages-Femmes salariés

Etude réalisée auprès des Sages-Femmes salariés des maternités du Réseau Périnatalité Alpes Isère

Editions universitaires européennes

Imprint

Any brand names and product names mentioned in this book are subject to trademark, brand or patent protection and are trademarks or registered trademarks of their respective holders. The use of brand names, product names, common names, trade names, product descriptions etc. even without a particular marking in this work is in no way to be construed to mean that such names may be regarded as unrestricted in respect of trademark and brand protection legislation and could thus be used by anyone.

Cover image: www.ingimage.com

Publisher:
Éditions universitaires européennes
is a trademark of
Dodo Books Indian Ocean Ltd. and OmniScriptum S.R.L publishing group

120 High Road, East Finchley, London, N2 9ED, United Kingdom
Str. Armeneasca 28/1, office 1, Chisinau MD-2012, Republic of Moldova, Europe
Managing Directors: Ieva Konstantinova, Victoria Ursu
info@omniscriptum.com

Printed at: see last page
ISBN: 978-3-8417-3911-7

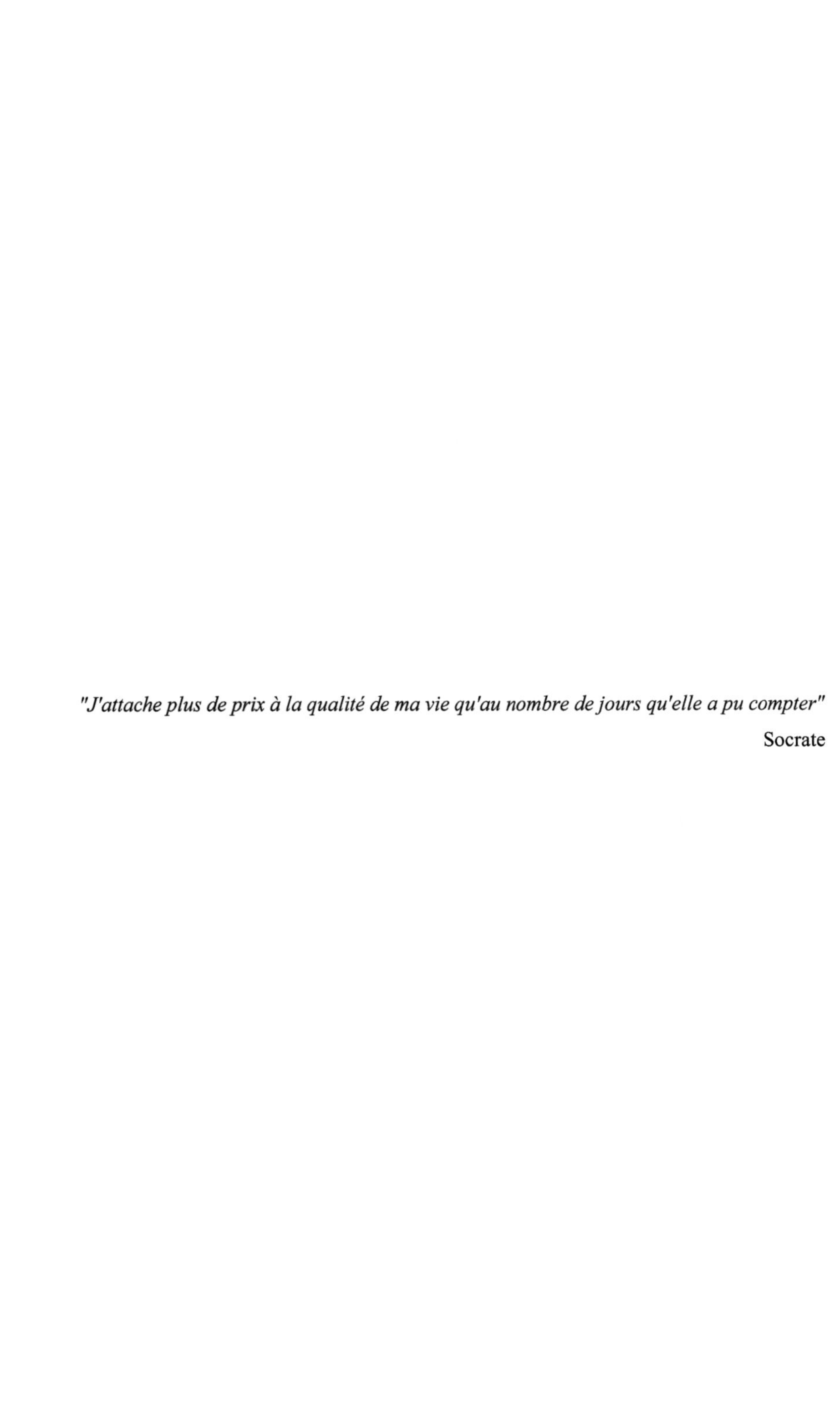

"J'attache plus de prix à la qualité de ma vie qu'au nombre de jours qu'elle a pu compter"

Socrate

Je remercie :

Mme Aurélie BARBE, Sage-Femme cadre au CH de Voiron,
Pour le temps et l'aide précieuse accordés à l'élaboration de ce travail ;

Mme Laurence COMBET-BLANC, Sage-Femme cadre supérieure au CH de Voiron,
Pour ses nombreux conseils, son soutien et sa disponibilité durant l'élaboration de ce travail ;

Mmes les Sages-Femmes Cadres des maternités du CHU de Grenoble, de la Clinique Mutualiste,
de la Clinique des Cèdres, de la Clinique Belledonne,
Pour leur aide dans la bonne réalisation de cette étude.

Je remercie plus particulièrement :

Ma famille,
Pour les relectures, leur écoute et leur soutien sans faille durant toutes ces années d'études ;

Romain,
Pour son aide en informatique, son soutien quotidien et sa patience ;

Mes collègues de promotion,
Pour leur esprit d'équipe et leur bonne humeur durant ces quatre années.

TABLE DES MATIERES

ABRÉVIATIONS

CDD : Contrat à Durée Déterminée

CDI : Contrat à Durée Indéterminée

DE : Diplôme d'Etat

DRESS : Direction de la Recherche, des Etudes, de l'Evaluation et des Statistiques

ETS : Etablissement de Santé

ESP : Etablissement de Soins Pluridisciplinaire

GHM : Groupe Hospitalier Mutualiste

HCE : Hôpital Couple Enfant

HGV : Hôpital Général de Voiron

IQOLA : Projet International Quality Of Life Assessment

INSEE : Institut National des Statistiques et des Etudes Economiques

ONDPS : Observatoire National de la Démographie des Professionnels de Santé

PCS : Physical Component Summary ou score global de santé physique

PRESST : Etude Promouvoir en Europe la Santé et la Satisfaction des Soignants au Travail

QdVS : Qualité de Vie liée à la Santé

MCS : Mental Component Summary ou score global de santé mental

SF : Sage(s)-Femme(s)

RPAI : Réseau Périnatalité Alpes-Isère

INTRODUCTION

La Qualité de Vie ou Quality Of Life est définie, par l'Organisation Mondiale de la Santé en 1998, comme « La perception qu'a un individu de sa place dans l'existence, dans le contexte de la culture et du système de valeurs dans lesquels il vit, en relation avec ses objectifs, ses attentes, ses normes et ses inquiétudes » [1, p. 98]. C'est ainsi « un concept très large influencé de manière complexe par la santé physique de l'individu, son état psychologique, son niveau d'indépendance, ses relations sociales ainsi que sa relation aux éléments essentiels à son environnement » [1, p. 98].

La dimension influencée par la santé physique et mentale est nommée Qualité de Vie liée à la Santé (QdVS) ou Health-Related Quality Of Life [2] [3]. Celle-ci permet d'illustrer parfaitement l'« état complet de bien-être » [1, p. 1] de la définition de la santé, en couvrant un ensemble de dimensions physiques, mentales et sociales. Toutefois, elle insère une notion supplémentaire de perception, c'est-à-dire le point de vue subjectif de la personne.

En France, de nouveaux indicateurs synthétiques dits de « santé positive » ont fait leur apparition dans les études explorant l'état de santé de la population générale [4]. Ainsi, l'Enquête Statistique sur les Ressources et les Conditions de Vie de l'Institut National des Statistiques et des Etudes Economiques (INSEE) a montré que 80% des français de 25 à 55 ans se déclarent en bonne ou très bonne santé [5].

Ces dernières années, la notion de QdV se trouve régulièrement au centre de la politique de santé publique que ce soit en termes de fin de vie ou en termes de droit des malades [6]. Dans cette lignée, des études européennes telles que l'étude Promouvoir en Europe la Santé et la Satisfaction des Soignants au Travail (PRESST), se sont ensuite intéressées plus particulièrement aux professionnels du milieu hospitalier [7].

En effet, par rapport à d'autres secteurs d'activité, les contraintes horaires (emplois du temps irrégulier, travail le samedi, le dimanche et la nuit), la pénibilité physique (station debout longue, longs ou fréquents déplacements à pied, charges lourdes à porter ou à déplacer, mouvements douloureux ou fatigants), le sentiment de responsabilité, la pression ressentie des rythmes et des délais, et le poids de la hiérarchie, sont accentués dans le monde hospitalier [7, p. 98]. Or, ce sont des variables qui influencent la QdVS [8] [9].

De plus, le rapport annuel 2004 de l'Observatoire National de la Démographie des Professionnels de Santé (ONDPS), nous renvois un ressenti plutôt négatif de l'évolution des conditions de travail des Sages-Femmes (SF) : 48,5% des SF interrogés déclarent que les conditions de travail se sont dégradées [10, p. 47].

Dans ce même rapport, 18% des SF envisagent d'arrêter la profession (29% chez les plus de 45 ans, 15% chez les 30-45 ans et 10% chez les moins de 30 ans). Des raisons uniquement professionnelles sont évoquées dans 51,5% des cas chez les moins de 45 ans. La fatigue physique et le stress sont le premier motif donné [10, p. 34].

Afin d'apprécier de manière quantitative la QdV, de nombreux questionnaires génériques ont été développés [3] [11]. C'est dans le cadre du projet International Quality Of Life Assessment (IQOLA), que les questionnaires « Short Forms Health Survey» ont connu un véritable essor [12]. En effet, leur traduction et leur adaptation culturelle ont permis leur utilisation à échelle internationale [13].

Les questionnaires « Short Forms Health Survey» permettent une mesure générique de la QdVS, en calculant des scores dans différents domaines de la santé [14]. Le Short Form 36 est le questionnaire le plus connu et le plus utilisé [11]; il a été la version utilisée par le projet IQOLA [15]. Le Short Form 12 [16] a été construit à partir du Short Form 36, avec pour objectif de créer un questionnaire plus court, tout en gardant la même sensibilité [17] [18].

L'objectif principal de notre étude a été de réaliser un état des lieux de la QdVS des SF salariés des Etablissements de Santé (ETS), en déterminant les scores moyens du Short Form 12.

Secondairement, nous nous sommes intéressés à l'impact de l'organisation du travail sur les scores de QdVS de ces SF.

I. MATERIEL ET METHODES

1. TYPE ET SITES D'ETUDE

Il s'agit d'une étude déclarative, transversale, multicentrique, à visée descriptive et comparative.

Elle a été menée au sein des cinq maternités du Réseau Périnatalité Alpes-Isère (RPAI) :

- l'Hôpital Couple Enfant (HCE) de La Tronche, un Centre Hospitalier Régional, public, avec une maternité de niveau 3 ;
- l'Hôpital Général de Voiron (CHV), un Centre Hospitalier, public, avec une maternité de niveau 2 ;
- la Clinique de Belledonne de Saint Martin d'Hères, Etablissement de Soins Pluridisciplinaire (ESP), privé, avec une maternité de niveau 2 ;
- le Groupe Hospitalier Mutualiste (GHM) de Grenoble, un ESP, privé à but non lucratif participant au service public hospitalier, avec une maternité de niveau 1 ;
- la Clinique des Cèdres d'Echirolles, un ESP, privé, avec une maternité de niveau 1.

2. POPULATION

La population cible est constituée par les 209 SF salariés des maternités du RPAI. Les critères d'inclusion sont :
- être SF diplômé et praticien,
- en activité et salarié,
- travaillant depuis plus de 4 semaines dans une des maternités du RPAI (quel que soit le service dans lequel elle est affectée) et durant la période d'étude.

3. RECUEIL DE DONNEES

Afin de pouvoir interroger les sages-femmes dans les services de soins, l'accord des cadres des services a été sollicité par écrit, tout en les informant des modalités de l'étude et de la liberté des sages-femmes de répondre ou non au questionnaire. Les SF éligibles ont été recensés auprès des SF cadres des maternités.

Le recueil des données a été réalisé de manière prospective, par le biais d'un questionnaire standardisé auto-administré, disponible sur internet. Les réponses ont été autorisées du 30 septembre au 27 octobre 2013 inclus, afin que celles-ci ne soient pas influencées par la période estivale.

Composé seulement de cases à cocher et de réponses courtes (pour les dates et nombre de jours ou d'heures), le temps de réponse était estimé entre 3 et 5 minutes. Pour éviter les données manquantes, les questionnaires ont été complétés avec la fonctionnalité "réponses obligatoires à toutes les questions".

Pour vérifier la bonne compréhension du questionnaire, celui-ci a été testé par des SF travaillant dans un ETS ne participant pas à l'étude : la maternité de l'Hôpital Privé Drôme Ardèche à Guilherand-Granges.

Le lien vers le questionnaire a été :

➢ adressé par e-mail directement sur leur adresse e-mail professionnelle, pour l'HCE ;
➢ transmis par la cadre de service, pour la GHM ;
➢ mis à disposition sur le poste informatique du lieu de travail, pour l'HGV, la Clinique Belledonne et la Clinique des Cèdres.

Ce lien était accompagné d'une lettre d'information, mentionnant l'objet de l'étude, les critères d'inclusion, les modalités d'accès au questionnaire et le temps de réponse estimé (ANNEXE 1). Chaque semaine, les SF ont été relancés, soit directement via un e-mail de rappel, soit avec la collaboration de leur cadre de service.

Les réponses au questionnaire étaient automatiquement transférées dans un tableau récapitulatif, avec possibilité d'importation sous format Excel.

4. CRITERES DE JUGEMENT

Les critères de jugement principaux sont les deux scores globaux de santé [19]:
- le score global de santé physique ou Physical Component Summary (PCS) ;
- et le score global de santé mental ou Mental Component Summary (MCS).

Les dimensions : Fonction Physique (Physical Functioning), Limitations dues à l'état Physique (Role-Physical), Douleur Physique (Bodily Pain) et l'Etat de santé Général perçu (General Health) contribuent à déterminer le PCS ;

Tandis que la Vie et Relation avec les autres (Social Functioning), la Santé Psychique (Mental Health), les Limitations dues à l'état Affectif (Role-Emotional) et la Vitalité (Vitality) déterminent le MCS.

Les scores sont côtés de 0 à 100 dans chaque catégorie, 100 représente la meilleur QdVS. Une normalisation des scores permet de standardiser ceux-ci sur une moyenne de 50 et un écart-type de 10 par rapport à la population générale des Etats-Unis [19]. C'est-à-dire que lorsque le score se situe entre 40 et 60, la QdVS est considérée comme équivalente à la moyenne de la population générale.

5. VARIABLES RECUEILLIES

Le questionnaire (ANNEXE 2) était composé des 12 questions du questionnaire Short Form 12 version 2 des Health Survey [16], qui nous permet d'évaluer la QdVS correspondant au vécu des quatre semaines précédentes. Une licence d'exploitation n° QM018235 a été délivrée par l'organisation Quality Metric (ANNEXE 3).

Quinze questions supplémentaires nous ont permis de recueillir les variables suivantes :

- des données sociodémographiques (sexe, année de naissance, année de validation du Diplôme d'Etat ou DE, année d'embauche dans l'ETS)
- des données concernant leur lieu de travail (type d'ETS, niveau de maternité, type de service, activité libérale)
- des données concernant leur contrat de travail (type de contrat, quotité de travail)
- des données concernant leur organisation de travail sur les quatre semaines précédant la réponse au questionnaire. L'organisation du travail a été représentée par la régularité du planning (planification au mois ou au long terme), le temps de travail journalier (8h ou 12h), la période de travail (jour, nuit, weekend), la balance horaire à la fin du mois précédent (heures négatives ou positives), réalisation de changements non volontaires.
- la satisfaction globale de leur organisation de travail des quatre semaines précédant la réponse au questionnaire.

6. TRAITEMENT DES DONNEES ET ANALYSE STATISTIQUE

Les scores de qualité de vie ont été calculés par le logiciel QualityMetric Health Outcome^{TM} Scoring Software (version 4.5), qui nous a été fourni par Quality Metric.

Les analyses statistiques ont été réalisées à l'aide du logiciel Statview (version 5.0). En analyse univariée, nous avons utilisé le test de Student et le test ANOVA pour comparer les moyennes des scores Short Form 12 en fonction des caractéristiques de la population et de l'organisation du travail.

Les variables qualitatives ont été décrites par les effectifs (n) et les proportions (%). Les variables quantitatives continues et discrètes ont été décrites par la moyenne (m) et l'écart type (e.t), en raison de leur distribution symétrique.

Le seuil de signification retenu était de 0,05.

II.   <u>RESULTATS</u>

1. POPULATION

1.1. INCLUSION

Sur les 209 SF salariés évalués pour éligibilité, 18 SF ont été exclus et 56 SF n'ont pas répondu. Ainsi 135 réponses ont été analysées, soit un taux de réponse de 70,7%.

Figure 1. - Flow chart.

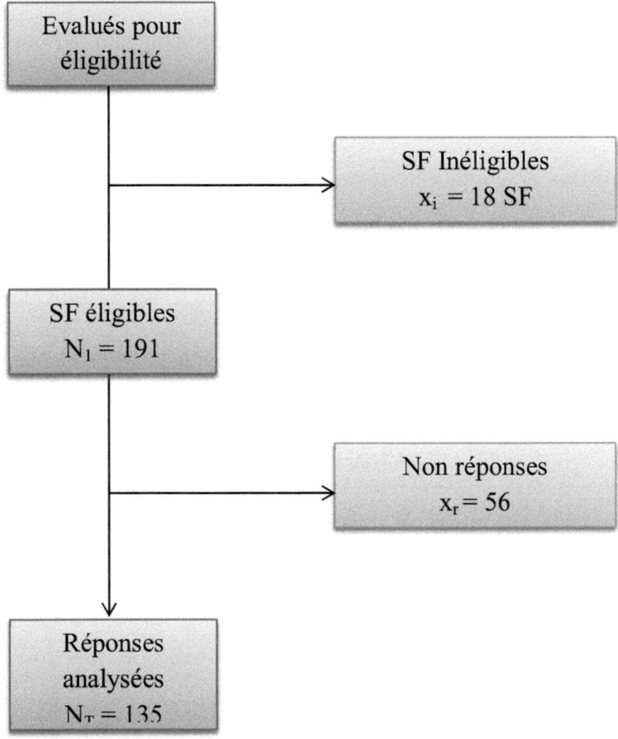

1.2. CARACTERISTIQUES DE L'ECHANTILLON (ANNEXE 4)

<u>Données sociodémographiques</u>

L'échantillon était constitué à 94,8% de femmes. L'âge moyen était de 37 ans (avec un écart type de 10) et l'ancienneté du DE de SF s'élevait en moyenne à 13 ans (avec un écart type à 10). L'ancienneté dans l'ETS était en moyenne de 10 ans (avec un écart type de 10).

<u>Données concernant leur lieu de travail</u>

Parmi ces SF, 56,3% travaillaient dans le secteur public. Concernant le niveau de maternité, 25,9% étaient en niveau 1, 33,3% étaient en niveau 2 et 40,7% étaient en niveau 3. Au cours des quatre semaines précédant leur réponse, 27,4% des SF avaient travaillé uniquement dans un service d'urgence, 23,7% avaient travaillé uniquement dans un service d'hospitalisation et 2,2% avaient travaillé dans un service dédié aux consultations sur rdv. Les 46,7% restant avaient effectué un travail polyvalent, c'est-à-dire, que les jours de travail effectués n'ont pas été réalisés dans un seul service. Il est à signaler que 5,2% des SF de l'échantillon exerçaient une activité libérale en plus de leur activité salariée.

<u>Données concernant leur contrat de travail</u>

Concernant le contrat de travail, 25,2 % des SF de l'échantillon étaient en Contrat à Durée Déterminée (CDD), 37,4% en Contrat à Durée Indéterminée (CDI) et 37,4% titulaire ou stagiaire de la fonction publique. Moins de la moitié de l'échantillon travaillait à temps plein (47,0%). Nous noterons que la moyenne d'âge des SF travaillants à temps plein était de 34 ans (avec un écart type de 10) et que celle des SF travaillants à temps partiel était de 40 ans (avec un écart type de 10).

Données concernant leur organisation du travail

Concernant l'organisation du travail, la majorité (63,7%) des SF ont effectué un roulement de garde planifié au mois et le temps de travail journalier était pour 85,9% des cas de 12h. 68,9% des SF effectue des roulements entre travail de jour et travail de nuit, cependant 23,7% ont déclaré travailler uniquement de jour et 7,4% uniquement de nuit. La quasi-totalité (96,3%) de l'échantillon a travaillé au moins 1 fois le weekend lors des quatre semaines précédentes. 74,1% de l'échantillon possédaient un compteur d'heure affichant des heures positives à la fin du mois précédant. Concernant les changements non volontaires, 23,9% des SF déclaraient en avoir effectué.

Données concernant leur satisfaction

Globalement, 80,8% des SF de l'échantillon étaient satisfaits ou pleinement satisfaits de l'organisation du travail des quatre semaines précédentes.

2. Score global de sante physique (PCS) du Short Form 12 version 2 (Annexe 5)

Le PCS moyen de l'échantillon était de 54,7 avec un écart type de 7,7.

Les PCS des SF différaient significativement entre :

- ceux de moins de 37 ans (56,2 de PCS) et ceux de 37ans et plus (52,7 de PCS) (p = 0,05) ;
- ceux de moins de 13 ans d'ancienneté de DE (56,3 de PCS) et ceux de 13 ans et plus (52,8 de PCS) (p = 0,01) ;
- ceux de moins de 10 années d'ancienneté dans l'ETS (56,3 de PCS) et ceux de 10 années et plus (52,6 de PCS) (p = 0,01) ;
- ceux travaillant à temps plein (56,3 de PCS) et ceux travaillant à temps partiel (53,3 de PCS) (p = 0,02) ;
- ceux non-satisfaits (38,3 de PCS), ceux peu satisfait (56,0 de PCS), ceux satisfait (54,4 de PCS), et ceux pleinement satisfait (56,3 de PCS) de l'organisation de travail des quatre dernières semaines (p = 0,01).

Il n'a pas été observé de différence significative entre les SF femmes et hommes.

Concernant les données de leur lieu de travail : le type d'ETS, le niveau de soin de la maternité, le service, l'exercice d'une activité libérale associée, n'entrainaient pas de différence statistiquement significative. Le type de contrat ainsi que les différentes organisations du travail ne modifiaient pas le PCS de manière significative.

3. SCORE GLOBAL DE SANTE MENTALE (MCS) DU SHORT FORM 12 VERSION 2 (ANNEXE 6)

Le MCS moyen de l'échantillon était de 43,8 avec un écart type de 12,5.

Les MCS des SF différaient significativement entre les SF non-satisfaits (29,9 de MCS), ceux peu satisfait (35,1 de MCS), ceux satisfait (45,2 de MCS), et ceux pleinement satisfait (49,5 de MCS) de l'organisation de travail des quatre dernières semaines (p <0,001).

Il n'a pas été observé de différence significative entre : les SF femmes et hommes, les SF de moins de 37ans et ceux de 37ans et plus, les SF de moins de 13 ans d'ancienneté du DE et ceux de 13ans et plus, ainsi qu'entre les SF de moins de 10 années d'ancienneté dans l'ETS et ceux de 10 années et plus.

Concernant les données de leur lieu de travail : le type d'ETS, le niveau de soin de la maternité, le service, l'exercice d'une activité libérale associée, n'entrainaient pas de différence statistiquement significative. Les différents contrats de travail, ainsi que les différentes organisations du travail ne modifiaient pas le MCS de manière significative.

Nous noterons que les MCS au sein des différents niveaux de maternité variaient entre 46,4 en niveau 1, 44,8 en niveau 3 et 40,6 en niveau 2 (p = 0,09).

III. <u>DISCUSSION</u>

1. DISCUSSION DES RESULTATS

1.1. NOTION DE CATEGORIE SOCIO-PROFESSIONNELLE

Selon le rapport 2010-2011 de la Direction de la Recherche, des Etudes, de l'Evaluation et des Statistiques (DRESS) sur l'état de santé en France, tous les indicateurs d'état de santé font apparaître un gradient selon la catégorie socioprofessionnelle ou le niveau d'études [20, p. 21].

Dans ce rapport, en moyenne, 90,4% de la population française se déclarent être en « au moins assez bonne santé » ; alors que pour les individus ayant obtenu un diplôme supérieur ce pourcentage monte à 97,3% [20, p. 100].

Dans notre étude, nous n'avons pas retrouvé ce même gradient. Le score de QdVS de la profession de SF n'était pas statistiquement supérieur à la moyenne de la population générale. Cependant nous pouvons observer des tendances : un PCS légèrement augmenté à 54,7 (7,7) mais un MCS beaucoup plus bas à 43,8 (12,5), sans pour autant être statistiquement différent de la moyenne de la population générale.

Ces tendances pourraient être expliquées par une autre variable influençant les scores de QdVS : le revenu. En effet, l'aisance financière accroît d'une manière générale le niveau de santé perçu, surtout mental, et inversement [21].

En France, selon l'INSEE, le revenu mensuel des salariés en équivalent-temps plein, du secteur privé et des entreprises publiques s'élevait en moyenne à 2 130 euros net, en 2011 [22]. Selon de nombreuses sources [23] [24] [25], le revenu mensuel moyen après un bac +5, oscillerait entre 2500 et 3000 euros nets. Dans les deux cas, nous sommes bien loin du revenu mensuel médian des SF, qui était de l'ordre de 1900 euros net en 2011 [26] (nous avons utilisé le salaire médian des SF à défaut de chiffres existant sur le salaire moyen).

1.2. LE NIVEAU DE SOIN DE LA MATERNITE

Bien que ces résultats ne soit pas statistiquement significatifs (p = 0,09), les moyennes de MCS au sein des différents niveaux de maternité semblent révéler tout de même une orientation, avec des scores variant entre 46,4 en niveau 1, 44,8 en niveau 3 et 40,6 en niveau 2.

Il est important de revenir à la définition des niveaux de soins pour comprendre que les activités exercées par les SF sont différentes au sein de ces maternités.

Les niveaux 1 ne sont autorisés à prendre en charge que les grossesses normales et les accouchements à bas risque, assurant ainsi la prise en charge de mères dans des situations fréquentes et sans gravité, et la surveillance de nouveau-nés à terme, eutrophes et bien portants à la naissance.

Les SF de niveaux 2 prennent en charge des grossesses à risque modéré et des nouveau-nés pouvant présenter des pathologies à la naissance d'intensité modérée mais ne nécessitant pas de soins en réanimation.

C'est au sein des niveaux 3 que les grossesses à haut risque et les nouveau-nés nécessitants une réanimation ou une chirurgie néonatale sont prises en charge.

Cette différence d'activité pourrait engendrer un ressenti différent de la QdVS. Globalement, la part des sages-femmes ressentant une dégradation des conditions de travail augmenterait avec le niveau de soin des établissements. La raison la plus souvent évoquée lorsque le niveau augmente, seraient une charge de travail trop importante ; d'où un temps de contact avec les patientes et leur bébé moins important, et des difficultés à répondre aux attentes des patientes. Par ailleurs, lorsque le niveau diminue, ce sont le sentiment de responsabilité excessive et la difficulté de collaborer avec les autres professions qui augmenteraient [10].

Dans notre étude, ce sont les SF travaillants au sein des maternités de niveau 2 qui semble montrer la moyenne de MCS la plus basse avec un score à 40,6 ; ce qui se situerait presque en dessous de la moyenne de la population générale (qui nous le rappelons est égal à 50 avec une écart-type de 10). Cette orientation pourrait être expliquée par des activités qui placeraient la SF dans un contexte de charge de travail et de responsabilité importante, source de stress.

En outre, un des établissements a fait face, quelque temps auparavant à une diminution des effectifs de sages-femmes du fait d'une activité moindre. Dans l'autre établissement, un plan de performance était en cours, plusieurs sages-femmes sont en CDD depuis plusieurs années et signent des contrats courts. La situation économique qui pèse sur ces établissements a certainement une incidence sur la MCS.

1.3. TEMPS PARTIEL ET TEMPS PLEIN

Selon la DRESS, une nette différence est observée entre l'état de santé des individus actifs et inactifs. En effet, cette dernière catégorie surreprésenterait les individus plus âgés, ou subissant des limitations d'activité et des maladies chroniques [20, p. 100].

Ceci pourrait expliquer, en partie, nos résultats concernant la quotité de travail. En effet, nous avons, nous aussi, observé un PCS moyen plus élevé pour les SF travaillant à temps plein (score à 56,3) par rapport aux SF travaillant à temps partiel (score à 53,3). Ainsi qu'une différence statistiquement significative entre l'âge moyen des SF travaillant à temps plein, qui était de 34(10) ans ; et celui des SF à temps partiel qui était de 40(10) ans, (p = 0,001). Les SF exerçant à temps plein, au sein de notre population, était donc plus jeune et en meilleure santé.

Dans l'enquête décennale 2003 de l'INSEE, les hommes travaillant à temps partiel ont une prévalence de dépression significativement plus élevée par rapport à ceux travaillant à temps complet, ce qui n'est pas le cas pour les femmes [27, p. 18]. Ces résultats vont dans le sens de ceux de notre étude qui n'a pas observé de différence statistiquement significative concernant le MCS, puisque nous sommes dans une population majoritairement féminine.

1.4. TYPE DE CONTRAT

Selon le rapport annuel 2004 de l'ONDPS, la probabilité de vouloir quitter la profession augmenterait lorsque la SF est en CDD ou en intérim [10, p. 35]. Dans l'enquête décennale 2003 de l'INSEE, la prévalence de dépression serait significativement plus élevée dans le cas d'un contrat à durée limitée [27, p. 25]. En effet, le caractère plus précaire de contrats à court terme, expliquerait une satisfaction moindre de la profession, ainsi qu'une détérioration de la QdVS.

Cependant, dans notre étude, le type de contrat n'a pas eu d'impact significatif sur la QdVS de notre échantillon de SF.

1.5. TRAVAIL EN 12H

Si les effets sur la santé des opérateurs postés sont avérés et multiples : perturbations des fonctions digestives, détérioration quantitative et qualitative du sommeil, troubles nerveux et augmentation des risques cardio-vasculaire [28] ; il n'existe pas de consensus entre les chercheurs sur les impacts du travail en 12h en matière de santé.

Pour certains chercheurs, le travail en 12h pourrait s'accompagner d'une meilleure santé psychique et physique [29], grâce à de repos compensateurs permettant une coupure plus longue avec le travail [30]. Pour d'autres, une activité physique intense ne peut être réalisée durant 12h sans que la santé physique du soignant ne soit mise en péril [31]. En effet, ce type d'horaires contribuerait à augmenter les risques de Troubles Musculo-Squelettiques des agents qui « manutentionnent » les patients sur une période longue [30], par ailleurs, leur repos serait associé à un sommeil de qualité moindre [32]. Enfin, au bout de trois jours de travail, les soignants serait plus sensibles émotionnellement : ils estimeraient être plus agressifs et moins patients envers les autres (patients et collègues) [30].

Notre étude ne nous a pas permis de nous positionner sur un effet négatif ou positif du travail en 12h, car nous n'avons pas mis en évidence une différence statistiquement significative de QdVS entre les SF travaillants en 12h et les autres.

Le travail de nuit, par son opposition aux rythmes circadiens, entraînerait certaines conséquences sur la santé : troubles cardiovasculaires, troubles nerveux, dépressifs ou névrotiques, souvent observés avec une consommation d'alcool ou de tranquillisants, troubles digestifs notamment liés à l'irrégularité des prises alimentaires en fonction des horaires de travail [33].

De plus, les interférences entre la vie au travail et la vie hors travail réduisent le bien-être perçu des salariés. Ces interférences sont plus marquées dans le cas d'horaires atypiques, notamment lors du travail pendant le weekend [33] : les vies familiales et sociales sont alors désynchronisées.

Cependant, selon le rapport annuel 2004 de l'ONDPS, la probabilité de vouloir quitter la profession augmenterait lorsque la SF travaille uniquement de jour [10, p. 35]. Les SF préféreraient travailler de nuit, ce qui leur laisserait plus de temps auprès de leur famille en journée, peut-être au détriment d'une meilleure santé.

Dans notre étude, la période de travail n'a pas eu d'impact significatif sur la QdVS de notre échantillon de SF.

1.7. IMPORTANCE DE LA SATISFACTION

Dans l'étude européenne PRESST [34], on constate que, tous grades confondus, l'insatisfaction des horaires pour la vie privée concerne 35,9% de l'ensemble de l'échantillon. Cependant, les cadres et les "autres" sont ceux qui ont la plus grande influence sur le choix de leurs horaires de travail. Ceci peut expliquer que dans notre étude, l'insatisfaction concerne seulement 19,3% des SF.

L'influence de la satisfaction de l'organisation du travail observée dans notre étude, rejoints parfaitement les résultats observés auprès de la profession d'infirmière de l'étude PRESST. En effet, l'insatisfaction augmente parallèlement à l'augmentation du désir de quitter la profession et du risque de burn-out [35]. Inversement, la possibilité d'influer sur la détermination de ses propres horaires de travail permet un assouplissement améliorant la santé et l'équilibre entre la vie au travail et la vie hors travail [34].

Nous retrouvons ainsi dans notre étude des scores de PCS et MCS augmentant graduellement en fonction de la satisfaction.

2. Limites et biais de l'etude

Les modalités de réalisation de cette étude présentent des limites, qu'il est important de prendre en compte dans l'interprétation des résultats.

2.1. Choix du mode d'evaluation de la QdVS

L'utilisation d'un instrument générique comme les Short Form Health Survey, nous a assuré une validité établie, notamment en France [4].

Ceux-ci nous ont permis de supprimer le biais de subjectivité de l'enquêteur ; ils sont cependant moins sensibles à de petits changements qui auraient, peut-être, été mis en évidence avec des outils spécifiques de l'organisation du travail tels que le questionnaire de Karasek [36] ou de Siegrist [37], ou par entretiens individuels [4].

Une seconde limite nous vient du mode déclaratif du recueil de données : la personne interrogée déclare ses propres troubles et expositions. Néanmoins, nous pouvons considérer les conséquences possibles sur la déclaration de l'organisation du travail comme faibles, puisque peu sujette à interprétation. Concernant le recueil du score de QdVS, c'est la perception même qui semble importante et l'utilisation d'instruments génériques nous ont aussi permis d'obtenir une évaluation quantitative de la QdVS potentiellement reproductible, bien que ce mode de recueil de données demeure toujours discuté.

Par ailleurs, l'utilisation d'auto-questionnaires anonymes ne nous permet pas d'être certain de l'absence de doublons, bien qu'il était demandé de ne répondre qu'une seule fois.

Enfin, une des limites de cette enquête est son caractère transversal. La séquence temporelle des événements professionnels par rapport aux événements de santé, ne nous permet pas de déduire une relation de cause à effet. Elle peut toutefois permettre la constatation d'association entre un état pathologique et une condition supposée causale ; pour ainsi conduire à la formulation d'hypothèses étiologiques à tester dans d'autres études.

2.2. REPRESENTATIVITE

Le caractère multicentrique de l'étude et le taux de réponse de l'ordre de 70%, nous permet de généraliser nos résultats à la population de SF salariés issue du RPAI ; cependant nous pouvons nous interroger sur l'existence de possibles caractéristiques propres à cette même population, qui nous empêcherait de les généraliser à toutes les SF salariés.

3. BIAIS DE CONFUSION

Une des limites de ce travail est que nous avons réalisé une analyse univariée. Il aurait fallu réaliser une régression logistique prenant en compte du principal facteur de confusion retrouvé dans cette étude : l'âge. En effet, la perception d'une bonne santé diminue avec l'âge [20, p. 80].

De plus, dans ce mémoire, nous n'avons pas tenu compte du versant personnel de ces SF, dans un souci de réduction de la longueur du questionnaire, qui aurait pu diminuer le taux de participation. Il serait intéressant dans des travaux ultérieur d'intégrer d'autres variables de la vie personnelle, tel que la situation maritale ou le nombre d'enfant, puisqu'elles influencent aussi la QdVS.

IV. <u>CONCLUSION</u>

Le taux de réponse de l'ordre de 70% nous permet de réaliser notre objectif principal : nous pouvons conclure que les SF salariés des maternités du Réseau Périnatalité Alpes-Isère (RPAI) ont une Qualité de vie liée à la Santé (QdVS) dans la moyenne de la population générale.

Dans notre étude, l'organisation du travail a eu, globalement, peu d'impact significatif sur les scores de QdVS.

Ces résultats ne sont majoritairement pas en accord avec les données retrouvées dans la littérature. Cette différence peut être expliquée, soit par l'utilisation d'un instrument générique non spécifique de l'organisation du travail, soit par la spécificité de la population étudiée, puisque les données de la littérature concernent la population générale ou les professionnels du milieu hospitalier de manière globale. De plus, la notion de différence d'âge nous oblige à nuancer l'impact positif du temps plein sur le PCS.

Le rôle déterminant de la satisfaction de son organisation du travail dans l'amélioration de la santé a tout à fait été illustré dans notre étude. En effet, les PCS et MCS moyens étaient significativement plus élevé lorsque le SF était satisfait ou très satisfait.

En dépit de certaines limites, cette enquête réalisée auprès des SF salariés des maternités du RPAI, constitue un apport de connaissances inédit dans le domaine de la QdVS, en France.

<u>REFERENCES BIBLIOGRAPHIQUES</u>

S. Delayre,

« Mesure de la Qualité de Vie liée à la Santé des Sages-Femmes salariés du Réseau Périnatalité Alpes Isère (RPAI) »

Mémoire de Diplôme d'Etat de Sage-Femme, sous la direction de Aurélie Barbe, Grenoble 1, UFR Médecine - Département de Maïeutique, 2014, 50pages.

[En ligne] Available : http://dumas.ccsd.cnrs.fr/dumas-01025744 pérenne du dépôt [Accès le : 14 Août 2014]

[1] World Health Organization,
Health promotion glossary,
Genève, 1998.

[2] C. Ferrans,
«Definitions and conceptual models of quality of life,»
chez *Outcomes assessment in cancer*, J. Lipscomb, C. Gotay et C. Snyder, Éds.,
Cambridge, Cambridge unisersity, pp. 14-30
2005.

[3] Centers for Disease Control and Prevention,
Measuring healthy days Population assessment of health-related quality of life,
Atlanta, 2000.

[4] C. Cases, E. Jougla et S. Danet,
«Indicateurs synthétiques de santé»
Actualité et Dossier en Santé Publique, n°64, pp. 5-10,
septembre 2008.

[5] INSEE,

«Statistiques sur les ressources et les conditions de vie»,

2009.

[6] République Française,

«LOI n° 2002-303 du 4 mars 2002 relative aux droits des malades et à la qualité

du système de santé»

Journal Officiel de la République Française, vol. I, p. 4118,

mars 2002.

[7] D. Polton et al.,

«Analyse de trois professions : sage-femmes, infirmères, manipulateurs

d'électroradiologie médicale»

chez *Rapport annuel 2004*, vol. 3, Paris, La documentation française, 2004.

[8] S. Danet et al.,

«L'état de santé de la population en France, suivi des objectifs annexés à la loi de

santé publique. Rapport 2011»

2011.

[9] B. Kudielka, D. Hanebuth et al.,

«Health-related quality of life measured by the SF12 in working populations:

associations with psychosocial work characteristics»

Journal of Occupational Health Psychology, vol. 10, n°4, pp. 429-440,

2005.

[10]F. Midy et al., «La profession de sage-femme»

chez *Analyses de trois professions, sages-femmes, infirmières, manipulateurs

d'électroradiologie médicale, Rapport annuel 2004*, vol. 3,

Paris, La documentation française, pp. 9-50,

2004.

[11] A. Leplège,

«Introduction, enjeux, définitions»

chez *Mesure de la santé perceptuelle et de la qualité de vie : méthodes et applications*,

Paris, Editions Estem, 2001, pp. 15-36.

[12] N. Aaronson, C. Acquadro, J. Alonso et al.,

«International Quality Of Life Assessement (IQOLA) Project»

Quality of Life Research, vol. I, n° 15, pp. 349-351,

1992.

[13] M. Bullinger, J. Alonso, G. Apolone et al.,

«Translating Health Status Questionnaires and Evaluating Their Quality: The IQOLA Project Approach»

Journal of Clinical Epidemiology, vol. 51, n° 11, pp. 113-123,

1998.

[14] «SF Health Survey,»

[En ligne]. Available:

http://www.qualitymetric.com/products/CompareSFSurveys.shtml.

[Accès le Décembre 2013].

[15] J. Ware, B. Gandek et IQOLA Project Group,

«The SF-36 Health Survey: Development and Use in Mental Health Research and IQOLA Project»

International Journal of Mental Health, vol. II, n° 23, pp. 49-73,

1994.

[16] «SF-12v2 Health survey»

[En ligne]. Available:

http://www.qualitymetric.com/WhatWeDo/SFHealthSurveys/SF12v2HealthSurvey/tabid/186/Default.aspx.

[Accès le décembre 2013].

[17]. J. Ware, M. Kosinski et S. Keller,

«A 12-Item Short-Form Health Survey: Construction of scales and preliminary

tests of reliability and validity»

Medical Care, vol. III, n° 134, pp. 220-233,

1996.

[18] B. Gandek, J. Ware et N. e. a. Aaronson,

«Cross-validation of item selection and scoring for the SF-12 Health Survey in

nine countries : results from the IQOLA Project International Quality of Life

Assessment,» *Journal of Clinical Epidemiology,* vol. 51, n° 11, pp. 71-78,

1998.

[19] J. Ware, M. Kosinski et S. Keller,

SF-36 Physical & Mental Component Summary Measures–A User's Manual,

N. E. M. Center, Éd., Boston,: The Health Assessment Lab,

1994.

[20] S. Danet et al.,

«L'état de santé de la population en France, suivi des objectifs annexés à la loi de

santé publique. Rapport 2009-2010»

2010.

[21] J. e. a. Richard,

«Validation et normes du SF-36 dans la population du canton de Vaud»

Raisons de santé,

Lausanne, 2000.

[22] INSEE,

«Salaires mensuels moyens nets de tous prélèvements selon le sexe et la catégorie

socioprofessionnelle en 2011»

[En ligne]. Available:

http://www.insee.fr/fr/themes/tableau.asp?reg_id=0&ref_id=NATTEF04152.

[Accès le 27 avril 2014].

[23] Dauphiné Université Paris,

«Classement & Salaires des Masters,»

2011.

[En ligne]. Available:

http://www.mastermarketing.dauphine.fr/fr/candidats/debouches-et-insertion/classement-salaires-des-masters-bravo-les-masters-de-paris-dauphine.html.

[Accès le 29 avril 2014].

[24] L'express létudiant.fr,

«Calculer votre futur salaire»

2014.

[En ligne]. Available: http://www.letudiant.fr/etudes/futur-salaire/type-formation-magistere-masters-2-scientifiques.html

[Accès le 29 avril 2014].

[25] Lejustesalaire.com,

«Salaire moyen et rénumération en 2014»

2014.

[En ligne]. Available: http://www.lejustesalaire.com/.

[Accès le 29 avril 2014].

[26] P. Charrier,

«Les sages-femmes en France 2009/2010»

Lyon, 2011.

[27] Institut de Veille Sanitaire,

Santé mentale et activité professionnelle dans l'enquête décennale santé 2003 de l'INSEE, Paris: Maisons-Alfort, 2007.

[28] C. Gadbois,

«Horaires postés et santé»

chez *Encyclopédie Médico Chirurgicale : Toxicologie-Pathologie professionnelle (16-785-A-10)*, pp. 1-6

Paris, Elsevier, 1998.

[29] B. Barthe,

«Les 2x12h : une solution au conflit des temporalités du travail posté ?»

Temporalités, n° 10, 2009.

[30] J. Capraro,

«Horaires en 2 x 12h dans un service d'urgence hospitalier : pourquoi la greffe ne prend pas ?»

chez *44ème congrès de la SELF*, pp. 191-197

2009.

[31] P. Knauth,

«Extended Work Periods»

chez *Industrial Health 45*, pp. 125-136

2007.

[32] J. a. Axelsson,

«Effects of alternating 8 and 12 hour shifts on sleep, sleepiness, physical effort and performance,»

chez *Scandinavian Work Environment Healt*, vol. 24, pp. 62-68

1998.

[33] C. Gadbois,

«Discordances psychosociales des horaires postés : questions en suspens»

Le Travail Humain, vol. 67, pp. 63-85,

2004.

[34] M. Estryn-Behar et al.,

La situation des soignants des établissements publics et privés en France en 2002.
Analyse des résultats de la première partie de l'étude PRESST-NEXT,
2002.

[35] M. Estryn-Behar et al.,

«Abandon prématuré de la profession infirmière, le respect de valeurs
professionnelles dépend des conditions de travail,»
Droit Déontologie & Soin, pp. 308-327,
2007.

[36] Direction de l'Animation, de la Recherche, des Etudes et des Statistiques,

«Les facteurs psychosociaux au travail : Une évaluation par le questionnaire de
Karasek dans l'enquête Sumer 2003»
Premières informations et premières synthèses, n° 22.1,
2008.

[37] I. Niedhammer, J. Siegrist et al.,

«Étude des qualités psychométriques de la version française du modèle du
Déséquilibre Efforts/Récompenses»
Revue d'Epidémiologie et de Santé Publique, n° 48, pp. 419-437,
2000.

[38] INSEE,

l'enquête SRCV "Statistique sur les ressources et conditions de vie",
2007.

[39] B. Gandek, J. Ware et N. Aaronson,

«Cross-validation of item selection and scoringfor the SF-12 Health Survey in
nine countries : results from the IQOLA Project InternationalQuality of Life
Assessment»
Journal of Clinical Epidemiology, vol. 51, n° 11, pp. 71-78,
1998.

ANNEXES

Madame, Monsieur,

Je suis étudiante sage-femme en 5ème année, et comme vous le savez, nous devons présenter un mémoire en vue du Diplôme d'Etat.

Je vous remercie de l'attention que vous porterez à mon projet.

L'objet de mon étude porte sur **le ressenti de la sage-femme sur sa propre qualité de vie**, en fonction de son organisation de travail.

Le document de base de mon travail est le questionnaire SF12v2 fréquemment utilisé pour étudier une population de salarié. Composé principalement de cases à cocher, le temps de réponse est estimé entre 3 et 5 minutes.

Vous êtes concerné si vous êtes :
- sage-femme salariée, diplômée,
- et que vous avez travaillé dans un/des services du même établissement, pendant les 4 semaines qui ont précédé votre réponse au questionnaire.

Vous n'êtes pas concerné si vous êtes : cadre de service ou enseignante.

Mon questionnaire sera disponible **sur internet du 30 septembre au 20 octobre inclus.**
Pour y accéder,
- vous pouvez utiliser le lien ci-dessous :
  https://docs.google.com/forms/d/18ixl8ZVrf2lclo36dfTsIPyclU2rVyPAua87K9kz78Y/viewform

➤ OU le lien présent sur la page d'accueil du site de l'Association des Etudiants Sage-Femme de Grenoble www.aesfg.org.

➤ OU le lien d'accès présent sur le poste informatique de votre service,

Pour cette étude, je bénéficie du concours de **Madame Aurélie BARBE**, Sage-Femme Cadre à l'Hôpital Général de Voiron, et de **Madame Laurence COMBET-BLANC**, Sage-Femme Enseignante à l'Ecole de Sage-Femme d'Echirolles. Je les en remercie.

Si vous avez une question, vous pouvez me joindre à l'adresse suivante : sarah.delayre@gmail.com.

Avec mes remerciements, veuillez agréer, Madame, Monsieur, mes respectueuses salutations.

Sarah DELAYRE
Etudiante Sage-Femme

ANNEXE 2 : LE QUESTIONNAIRE

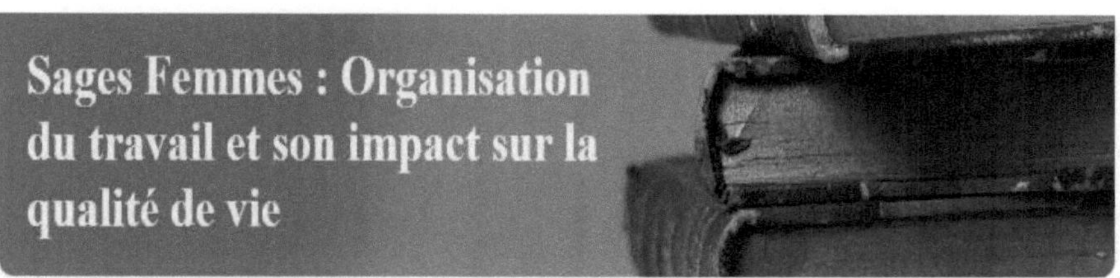

Bonjour à toutes et à tous!

C'est dans le cadre de la réalisation de mon mémoire en vue du Diplôme d'Etat : Sage Femme et organisation du travail, que je vous propose aujourd'hui de remplir ce questionnaire.
Je vous remercie de l'attention que vous porterez à mon projet.

Il est constitué de deux parties :

- le questionnaire de l'Echelle d'évaluation de la qualité de vie ressentie SF-12 Health Survey (Gendek et al., 1998)
- un questionnaire concernant votre organisation individuelle de travail.

Le temps de réponse est estimé entre 3 et 5 minutes.

* Required

Questionnaire de l'Echelle de qualité de vie ressentie

Les questions qui suivent portent sur votre santé, telle que vous la ressentez. Ces informations nous permettront de mieux savoir comment vous vous sentez dans votre vie de tous les jours. Si vous ne savez pas très bien comment répondre, choisissez la réponse la plus proche de votre situation.

Dans l'ensemble, pensez-vous que votre santé est : *

- ⊙ Excellente
- ⊙ Très bonne
- ⊙ Bonne
- ⊙ Médiocre
- ⊙ Mauvaise

Voici une liste d'activités que vous pouvez avoir à faire dans votre vie de tous les jours. Pour chacune d'entre elles, indiquez si vous êtes gêné(e) en raison de votre état de santé actuel : *

	Oui, beaucoup gêné(e)	Oui, un peu gêné(e)	Non, pas du tout gêné(e)
Efforts physiques modérés tels que déplacer une table, passer l'aspirateur, jouer aux boules	⊙	⊙	⊙
Monter plusieurs étages par l'escalier	⊙	⊙	⊙

Au cours de ces 4 dernières semaines, et en raison de votre état physique : *

	Oui	Non
avez-vous fait moins de choses que ce que vous auriez souhaité ?	⊙	⊙
avez-vous dû arrêter de faire certaines choses ?	⊙	⊙

Au cours de ces 4 dernières semaines, et en raison de votre état émotionnel (vous sentir triste, nerveux(se) ou déprimé(e)) *

	Oui	Non
avez-vous fait moins de choses que ce que vous auriez souhaité ?	○	○
avez-vous eu des difficultés à faire ce que vous aviez à faire avec autant de soin et d'attention ?	○	○

Au cours de ces 4 dernières semaines y a-t-il eu des moments où votre état de santé, physique ou émotionnel, vous a gêné dans votre vie ou vos relations avec les autres, votre famille, vos amis, vos connaissances ? *

○ Pas du tout

○ Un petit peu

○ Moyennement

○ Beaucoup

○ Enormement

Au cours de ces quatre dernières semaines, est-ce que vos douleurs physiques vous ont gêné dans votre travail ou vos activités domestiques ? *

○ Pas du tout

○ Un petit peu

○ Moyennement

○ Beaucoup

○ Enormement

Les questions qui suivent portent sur comment vous vous êtes senti(e) au cours de ces 4 dernières semaines. Pour chaque question merci d'indiquer la réponse qui vous semble la plus appropriée *

Au cours de ces 4 dernières semaines, y a-t-il eu des moments où :

	En permanence	Très souvent	Souvent	Quelques fois	Rarement	Jamais
vous vous êtes senti(e) calme et détendu(e) ?	○	○	○	○	○	○
vous vous êtes senti(e)débordant(e) d'énergie ?	○	○	○	○	○	○
vous vous êtes senti(e) triste et abattu(e) ?	○	○	○	○	○	○

Votre organisation personnelle de travail

Vous êtes : *

(plusieurs réponses possibles)

☐ En CDI

☐ En CDD/contractuel(-le)

☐ Titulaire ou stagiaire de la fonction publique hospitalière

☐ Pluriactif(-ve) (vous cumulez une activité libérale)

ATTENTION : Les questions suivantes portent sur votre activité salariée uniquement.

Vous êtes actuellement employé dans un établissement de santé : *

○ Public

○ Privé

Vous êtes actuellement employé dans une maternité de : *

○ Type 1

○ Type 2

○ Type 3

Depuis quand travaillez-vous dans cet établissement de santé? *

(Mois et année d'embauche)

[   ]

Lors de ces 4 dernières semaines, vous avez travaillé : *

(Plusieurs réponses possibles)

☐ En service d'urgence (Salle d'Accouchement SA/Bloc Obstétrical BO/Service d'Accueil des Urgences Gynécologiques et Obstétricales SAUGO)

☐ En service d'hospitalisation (Grossesse à Haut Risque/Unité Mère Enfant/Suites de couche)

☐ En service de consultations programmées (consultations de grossesse/échographie/Procréation Médicalement Assistée)

☐ Other: [   ]

Quelle est votre quotité de travail? *

○ 50 %

○ 75 %

○ 100 %

○ Other: [ ]

A propos de votre balance horaire à la fin des mois derniers, *

celle-ci affichait :

○ des heures supplémentaires

○ des heures négatives

*

Combien ?

[Hrs ▼] : [Mins ▼] : [Secs ▼]

Lors de ces 4 dernières semaines, vous avez effectué un roulement à horaires et jours : *

○ Fixes, réguliers, et programmés de longue date (plusieurs mois)

○ Non fixes, et programmés mensuellement

Lors de ces 4 dernières semaines, vous avez travaillé sur des périodes de : *

(Plusieurs réponses possibles)

☐ 12h

☐ 8h

☐ Other: [ ]

Lors de ces 4 dernières semaines, vous avez travaillé : *

(Plusieurs réponses possibles)

☐ De jour

☐ De nuit

Lors de ces 4 dernières semaines, combien de fois avez-vous travaillé LE WEEKEND? *

(Nombre de jours et/ou de nuit travaillés pendant un weekend, vendredi de nuit inclut)

Lors de ces 4 dernières semaines, combien de changements NON VOLONTAIRES avez-vous eu par rapport à votre planning initial ? *

(Nombre de changements non volontaires)

Globalement ces 4 dernières semaines, vous diriez que votre organisation de travail (affectation et horaire) vous a : *

◯ Pas du tout satisfait

◯ Peu satisfait

◯ Satisfait

◯ Pleinement satisfait

Vous êtes : *

◯ Une femme

◯ Un homme

Quelle est votre année de naissance? *

Quelle est votre année de validation du Diplôme d'Etat de Sage-Femme? *

ANNEXE 3 : LICENCE D'EXPLOITATION DU QUESTIONNAIRE SHORT FORM12VERSION2.

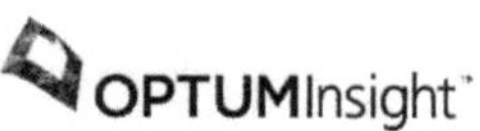

NON-COMMERCIAL LICENSE AGREEMENT
Office of Grants and Scholarly Research (OGSR)

License Number: QM018235

Effective Date: 1 May 2013

Licensee Name: Sarah Delayre

Licensee Address: c/o Université Joseph Fourier - Grenoble 1, 4 rue claude Debussy, Grenoble, 38 100 FR

Approved Purpose: Non-commercial academic research and/or thesis – Unfunded Student License Program

Study Name: SAGE WOMEN AND WORKING CONDITIONS
Study Type: Student Thesis/Dissertation Use Only

Therapeutic Area: Reproduction and Sexual Health

Royalty Fee: None, because this License is granted in support of the non-commercial Approved Purpose

Other Definitions: As indicated on Appendix B "License Agreement – Details", including without limitation: Licensed Surveys, Modes, Fees, Administrations, Services, Approved Languages and (if applicable) License Term

Licensee accepts and agrees to the terms of this Non-Commercial License Agreement (the "Agreement") from the Office of Grants and Scholarly Research (OGSR) of OptumInsight Life Sciences, Inc. (f/k/a QualityMetric Incorporated) ("OptumInsight") as of the Effective Date.

Subject to the terms of this Agreement, including the OptumInsight Non-Commercial License Terms and Conditions attached as Appendix A: OptumInsight grants to Licensee, and Licensee accepts, a non-exclusive, non-transferable, non-assignable, non-sublicensable worldwide license to use, solely for the Approved Purpose and during the License Term, the Licensed Surveys in the authorized Modes and Approved Languages indicated on Appendix B and to administer the Licensed Surveys only up to the approved number of Administrations (and to make up to such number of exact reproductions of the Licensed Surveys necessary to support such Administrations) in any combination of the specific Licensed Surveys and Approved Languages and Modes and to use any related software provided by OptumInsight.

Capitalized terms used in this Agreement shall have the meanings assigned to them above, or in Appendices A and B attached hereto. Appendices A and B attached hereto are incorporated into and made a part of this Agreement for all purposes.

EXECUTED, as of the Effective Date, by the duly authorized representatives as set forth below.

OptumInsight Life Sciences, Inc. [OptumInsight]	**Sarah Delayre** [Licensee]
Signature: *Michelle White*	Signature: *Delayre*
Name: Michelle White	Name: DELAYRE Sarah
Title: Director of Consulting Science	Title: Midwife's student
Date: 26 MAR 2013	Date: 8o Mars 2013

ANNEXE 4 : Tableaux des caractéristiques de l'échantillon.

Tableau I : Caractéristiques générales de l'échantillon

Variable	Modalités	Effectif
Total n (%)		135(100)
Genre n(%)	- Femme	128(94,8)
	- Homme	7(5,2)
Age* m (e.t)	- Total	37(10)
	- Temps plein	34(10)
	- Temps partiel	40(10)
Ancienneté du DE* m (e.t)		13(10)
Ancienneté dans l'ETS m (e.t)		10(10)
Type d'ETS n(%)	- Secteur public	76(56,3)
	- Secteur privé	59(43,7)
Niveau de soin de la maternité n(%)	- 1	35(25,9)
	- 2	45(33,3)
	- 3	55(40,7)
Service n(%)	- Urgences (strictement)	37(27,4)
	- Hospitalisations (strictement)	32(23,7)
	- Consultations (strictement)	3(2,2)
	- Plusieurs services	63(46,7)
Activité libérale associée n(%)	- Oui	7(5,2)
	- Non	128(94,8)
Type de contrat* n(%)	- CDD	33(25,2)
	- CDI	49(37,4)
	- Titulaire ou stagiaire	49(37,4)
Quotité de Travail* n(%)	- Temps Plein	63(47,0)
	- Temps partiel	71(53,0)

(*)Données manquantes : Age = 1 ; Ancienneté du DE = 1 ; Type de contrat = 4 ; Quotité de travail = 1.

Variable	Modalités	Effectif
Total n (%)		135(100)
Régularité du planning n(%)	- Planification au long terme	49(36,3)
	- Planification au mois	86(63,7)
Temps de travail journalier n(%)	- 12h	166(85,9)
	- 8h	3(2,2)
	- Variable	16(11,9)
Période de travail n(%)	- Variable	93(68,9)
	- Seulement de jour	32(23,7)
	- Seulement de nuit	10(7,4)
Nombre de jours ou de nuits travaillés pendant le weekend n(%)	- Aucun	5(3,7)
	- 1	10(7,4)
	- 2	44(32,6)
	- 3	17(12,6)
	- $\geq$4	59(43,7)
Changements non volontaires* n(%)	- Oui	32(23,9)
	- Non	102(76,1)
Balance horaire du mois précédent n(%)	- négative	17(12,6)
	- Nulle	18(13,3)
	- Positive	100(74,1)
Satisfaction de l'organisation du travail n(%)	- Non-satisfait	2(1,5)
	- Peu satisfait	24(17,8)
	- Satisfait	90(66,7)
	- Pleinement satisfait	19(14,1)

(*)Données manquantes : Changement(s) non volontaire(s) = 1

Tableau III : PCS

Variable		Modalités	PCS m(e.t)	Pvalue
Total			**54,7(7,7)**	
Genre	-	Femme	54,6(7,7)	0,50
	-	Homme	56,6(8,1)	
Age*	-	Moins de 37 ans	**56,2(6,5)**	**0,01**
	-	Supérieur ou égal à 37 ans	**52,7(8,7)**	
Ancienneté du DE*	-	Moins de 13 années	**56,3(6,2)**	**0,01**
	-	Supérieur ou égal à 13 années	**52,8(9,0)**	
Ancienneté dans l'ETS	-	Moins de 10 années	**56,3(6,3)**	**0,01**
	-	Supérieur ou égal à 10 années	**52,6(8,8)**	
Type d'ETS	-	Secteur public	55,7(6,7)	0,17
	-	Secteur privé	53,9(8,4)	
Niveau de soin de la maternité	-	1	54,2(7,2)	
	-	2	55,2(7,8)	0,84
	-	3	54,6(8,1)	
Service	-	Urgences (strictement)	51,3(4,8)	
	-	Hospitalisations (strictement)	54,6(5,2)	
	-	Consultations (strictement)	53,9(10,3)	0,70
	-	Plusieurs services	55,4(7,6)	
Activité libérale associée	-	Oui	54,6(8,5)	
	-	Non	54,7(7,7)	0,97
Type de contrat*	-	CDD	56,9(5,3)	
	-	CDI	54,0(7,9)	0,17
	-	Titulaire ou stagiaire	54,0(8,9)	
Quotité de Travail*	-	Temps Plein	**56,3(6,2)**	**0,02**
	-	Temps partiel	**53,3(8,7)**	

(*)Données manquantes : Age = 1 ; Ancienneté du DE = 1 ; Type de contrat = 4 ; Quotité de travail = 1 ;

Tableau III : PCS (Suite).

Variable	Modalités	PCS m(e.t)	Pvalue
Total		**54,7(7,7)**	
Régularité du planning	- Planification au long terme	54,9(8,1)	0,84
	- Planification au mois	54,6(7,5)	
Temps de travail journalier	- 12h	54,8(8,0)	
	- 8h	51,2(4,8)	0,74
	- Variable	55,0(6,0)	
Période de travail	- Variable	54,9(7,2)	
	- Seulement de jour	54,3(9,3)	0,93
	- Seulement de nuit	54,4(8,0)	
Nombre de jours ou de nuits	- Aucun	51,8(11,9)	
travaillés pendant le weekend	- 1	57,1(4,9)	
	- 2	54,4(7,7)	0,62
	- 3	56,4(8,2)	
	- >4	54,3(7,7)	
Changements non volontaires*	- Oui	55,1(7,8)	
	- Non	54,5(7,7)	0,71
Balance horaire du mois	- Négative	58,2(6,1)	
précédent	- Nulle	53,6(6,7)	0,13
	- Positive	54,3(8,0)	
Satisfaction	- Non-satisfait	**38,3(0,2)**	
de l'organisation du travail	- Peu satisfait	**56,0(7,3)**	
	- Satisfait	**54,4(7,9)**	**0,01**
	- Pleinement satisfait	**56,3(5,8)**	

(*)Données manquantes : Changement(s) non volontaire(s) = 1

ANNEXE 6 : TABLEAUX DES MCS

Tableau III : MCS

Variable		Modalités	MCS m(e.t)	Pvalue
Total			**43,8(12,5)**	
Genre	-	Femme	43,7(12,5)	0,81
	-	Homme	44,9(13,7)	
Age*	-	Moins de 37 ans	45,1(11,8)	0,17
	-	Supérieur ou égal à 37 ans	42,1(13,3)	
Ancienneté du DE*	-	Moins de 13 années	45,3(11,9)	0,12
	-	Supérieur ou égal à 13 années	42,0(13,2)	
Ancienneté dans l'ETS	-	Moins de 10 années	44,9(12,0)	0,26
	-	Supérieur ou égal à 10 années	42,4(13,1)	
Type d'ETS	-	Secteur public	43,2(12,2)	0,61
	-	Secteur privé	44,3(12,8)	
Niveau de soin de la maternité	-	1	**46,4(10,5)**	
	-	2	**40,6(13,6)**	**0,09**
	-	3	**44,8(12,5)**	
Service	-	Urgences (strictement)	45,1(17,2)	
	-	Hospitalisations (strictement)	46,5(10,6)	0,48
	-	Consultations (strictement)	42,4(14,1)	
	-	Plusieurs services	42,8(12,6)	
Activité libérale associée	-	Oui	42,0(13,6)	0,70
	-	Non	43,9(12,5)	
Type de contrat*	-	CDD	46,8(10,1)	
	-	CDI	42,8(12,9)	0,29
	-	Titulaire ou stagiaire	42,8(13,6)	
Quotité de Travail*	-	Temps Plein	44,4(11,7)	0,57
	-	Temps partiel	43,2(13,3)	

(*)Données manquantes : Age = 1 ; Ancienneté du DE = 1 ; Type de contrat = 4 ; Quotité de travail = 1

Variable	Modalités	PCS m(e.t)	Pvalue
Total		43,8(12,5)	
Régularité du planning	- Planification au long terme	44,1(12,1)	0,81
	- Planification au mois	43,6(12,8)	
Temps de travail journalier	- 12h	43,7(12,4)	
	- 8h	45,1(17,2)	0,98
	- Variable	44,0(13,0)	
Période de travail	- Variable	43,3(13,0)	
	- Seulement de jour	44,5(12,1)	0,67
	- Seulement de nuit	46,7(9,4)	
Nombre de jours ou de nuits travaillés pendant le weekend	- Aucun	42,3(15,1)	
	- 1	43,6(11,4)	
	- 2	44,5(11,8)	0,87
	- 3	40,8(15,6)	
	- >4	44,3(12,3)	
Changements non volontaires*	- Oui	43,8(11,8)	
	- Non	43,9(12,7)	0,98
Balance horaire du mois précédent	- Négative	39,0(12,8)	
	- Nulle	44,3(11,0)	0,24
	- Positive	44,5(12,8)	
Satisfaction de l'organisation du travail	- Non-satisfait	**29,9(16,6)**	
	- Peu satisfait	**35,1(12,7)**	**<0,001**
	- Satisfait	**45,2(11,7)**	
	- Pleinement satisfait	**49,5(10,2)**	

(*)Données manquantes : Changement(s) non volontaire(s) = 1

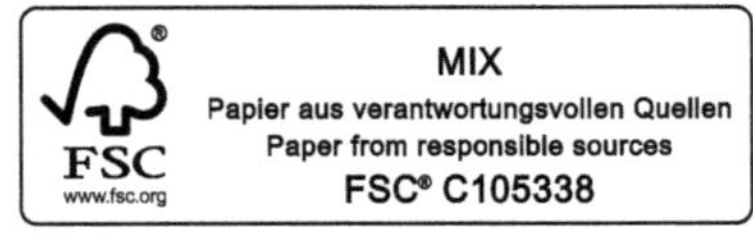

Printed by Books on Demand GmbH, Norderstedt / Germany